www.ingramcontent.com/pod-product-compliance
Lightning Source LLC
Chambersburg PA
CBHW060853220526
45466CB00003B/1354
* 9 7 8 1 6 5 8 9 7 9 8 0 1 *